DU TRAITEMENT

DE L'ANÉMIE

PAR LES

EAUX THERMO-MINÉRALES

DE

ROYAT

Note lue à la Société d'hydrologie médicale de Paris,
dans sa séance du 4 février 1878.

PAR

Félix PUY LE BLANC

Docteur en médecine de la Faculté de Paris,
Membre de la Société de médecine pratique,
Membre de la Société d'hydrologie médicale de Paris,
Membre de la Société française d'hygiène,
Médecin consultant à Royat.

PARIS

COCCOZ, LIBRAIRE-ÉDITEUR,

rue de l'Ancienne-Comédie, 11.

1878

DU TRAITEMENT

DE L'ANÉMIE

PAR LES

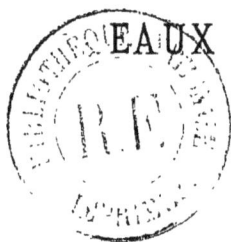

EAUX THERMO-MINÉRALES

DE

ROYAT

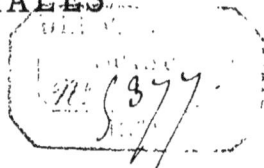

Note lue à la Société d'hydrologie médicale de Paris,
dans sa séance du 4 février 1878.

PAR

Félix PUY LE BLANC

Docteur en médecine de la Faculté de Paris,
Membre de la Société de médecine pratique,
Membre de la Société d'hydrologie médicale de Paris,
Membre de la Société française d'hygiène,
Médecin consultant à Royat.

PARIS

COCCOZ, LIBRAIRE-ÉDITEUR,
rue de l'Ancienne-Comédie, 11.

—

1878

DU MÊME AUTEUR :

De la Tarsalgie des Adolescents (Thèse de Paris, Parent, imprimeur).

Guide médical aux Eaux minérales d'Auvergne. Prix :   2 fr.

(Paris, 1877. Coccoz, éditeur.)

DE L'ANÉMIE

PAR LES

EAUX THERMO-MINÉRALES

DE

ROYAT (Puy-de-Dôme).

—————

Messieurs,

Les analyses les plus récentes des sources qui composent la station thermo-minérale de Royat donnent les résultats suivants :

GRANDE SOURCE OU SOURCE EUGÉNIE

Température 35°.

Bicarbonate de soude.	. . . .	1,319
—	de potasse.	0,435
—	de chaux.	1,000
—	de magnésie.	0,677
—	de fer	0,040

Bicarbonate de manganèse. . . . . . Traces.

Sulfate de soude 0,185

Phosphate de soude. 0,018

Arséniate de soude . . . . Traces.

Chlorure de sodium. 1,728

—   de lithium. 0,035

Iodure et bromure de sodium . . . . Indices.

Silice 0,156

Alumine . . . . Traces.

Matières organiques . . . . Indices.

Total des matières fixes. 5,583

Acide carbonique. 0,377

Azote 0,052

Oxygène 0,011

SOURCE DE CÉSAR

Température 29°.

Bicarbonate de soude. 0,392

—   de potasse. 0,286

—   de chaux. 0,686

—   de magnésie. 0,397

—   de fer. 0,025

—   de manganèse. . . . . . Traces.

Sulfate de soude 0,115

Phosphate de soude. 0,014

Arséniate de soude . . . . Traces.

Chlorure de sodium. 0,766

Iodure et bromure de sodium. . . . . Traces.

Chlorure de lithium. 0,009

Silice 0,165
Alumine. . . . . Traces.
Matières organiques . . . . Traces.

Total des matières fixes. 2,857

Gaz acide carbonique. 0,620
Azote 0,038
Oxygène 0,009

SOURCE SAINT-MART

Température 30°.

Bicarbonate de soude. 0,8003
—   de potasse. 0,1701
—   de chaux. 0,9696
—   de magnésie. 0,6508
—   de fer. 0,0230
—   de manganèse. . . . . . Traces.
Sulfate de soude 0,1463
Phosphate de soude. . . . . Traces.
Chlorure de sodium. 1,5655
Bromure et iodure de sodium . . . . Traces.
Chlorure de lithium. 0,0350
Silice 0,0945
Arsenic . . . . Traces.

Total des matières fixes. 4,4551

Acide carbonique. 1,709
Azote 0,042
Oxygène 0,008

SOURCE SAINT-VICTOR

Température 20°.

Bicarbonate de soude.	0,8886
— de potasse	0,8880
— de chaux.	1,0121
— de magnésie.	0,6464
— de fer	0,0560
— de manganèse.	Traces.
Sulfate de soude	0,1656
Phosphate de soude	Traces.
Chlorure de sodium.	1,6497
Bromure et iodure de sodium.	Traces.
Chlorure de lithium.	0,0350
Silice	0,0950
Arsenic	Traces.
Total des matières fixes.	5,4370
Acide carbonique.	1,492
Azote	0,042
Oxygène.	0,008

DE L'ANÉMIE

Les auteurs reconnaissent trois grandes formes de l'anémie : l'*oligaimie* ou anémie par diminution de la masse totale du sang, l'*aglobulie* ou anémie par diminution du nombre des globules, l'*hydrémie* ou anémie par diminution des principes solides qui entrent dans la composition du sérum sanguin.

De ces trois formes, la première, l'oligaimie, si elle n'est pas entretenue par une hémorrhagie persistante telle que la métrorrhagie, des hémorrhoïdes.... guérit sans l'intervention des moyens thérapeutiques, une bonne nourriture et quelques moyens hygiéniques en ont facilement raison, mais il n'en est plus de même des deux autres formes.

Lorsque le nombre des globules a sensiblement diminué, ou qu'une grande partie des sels du sérum ont disparu, il faut recomposer ces éléments à l'aide d'une médication appropriée ; le fer est le remède classique, on en use et en abuse quelquefois sans raison. Malheureusement l'état anémique est souvent entretenu, s'il n'est causé par une dyspepsie assez intense, et le fer est alors plus nuisible qu'utile, car il n'est pas assimilé et ne sert qu'à augmenter la fatigue de l'estomac ; il est donc alors nécessaire d'avoir recours à une médication plus appropriée et nulle autre n'est aussi énergique que l'emploi de l'eau minérale prise à la source.

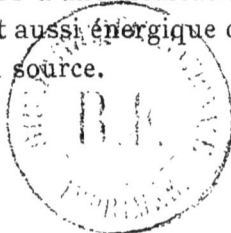

Un grand nombre de sources se disputent les malades atteints d'anémie, mais aucune ne donne d'aussi bons résultats que les sources mixtes d'Auvergne dont Royat est un des types les plus purs ; les malades y trouvent le *fer* indispensable à la formation des globules rouges, le *chlorure de sodium* qui les rend plus rouges en même temps qu'il excite l'appétit ; les sels de soude et de potasse destinés à rendre le sang plus fluide, et partant plus oxydable ; les sels de chaux si utiles à la composition des os ; enfin l'acide carbonique qui en même temps qu'il augmente la tolérance de l'estomac rend les digestions plus faciles.

Pour ce qui est de la *lithine*, nous ne discuterons pas ici son action, nous réservant d'en parler plus longuement lorsqu'il nous sera donné de traiter de la goutte et de son traitement par les eaux minérales.

Voici quelques observations à l'appui de ce que nous avançons :

Obs. I. — Madame E..., 28 ans, mariée depuis sept ans, a eu un enfant au bout d'un an de mariage ; depuis, cette dame a fait trois fausses couches, dont la dernière, il y a un an, a peut-être été provoquée par des injections intempestives conseillées par un médecin américain dont nous ignorons le nom.

Depuis ce temps, Madame E.... est très-anémiée, elle est nerveuse, digère mal, a cependant conservé un peu d'appétit.

Mais les digestions sont longues à se faire. Madame E.... a des éructations et des renvois acides, un peu de constipation ; elle a de plus de la névralgie intercostale

et une grand apathie. Le Dr J. B. Ramond, qui a donné
ses soins à Madame E..., après avoir épuisé les ferrugi-
neux sous toutes les formes, conseille à Madame E...
une saison à Royat, et nous prie de diriger le traitement.

Madame E.... commence le traitement le 8 juillet ; vu
l'extrême sensibilité de la malade, nous commençons par
deux demi-verres d'eau de Saint-Mart et un bain d'une
demi-heure.

Le 12. Deux verres d'eau de Saint-Mart.

Le 15. Deux verres d'eau de Saint-Mart et injection de
dix minutes dans le bain, destinée à combattre la leucorrhée dont Madame E.... est atteinte.

Le 20. L'eau étant bien supportée, nous prescrivons
l'eau de la Grande Source ; la malade suspend les bains
par suite de l'apparition des règles, elle les reprend le
23 juillet.

Le 28. Il se déclare un peu d'urticaire, qui est d'autant
plus douloureuse que la malade est plus nerveuse, et
Madame E..., rappelée chez elle par une fête de famille,
quitte Royat le 29 juillet, après un traitement de vingt
jours interrompu en partie durant l'époque cataméniale.

Au moment où Madame E.... quitte Royat, l'appétit
est assez prononcé, la digestion se fait plus facilement,
la malade se sent plus forte et la leucorrhée a complètement disparu. Nous conseillons à Madame E.... l'usage
de l'eau minérale à ses repas, et surtout de revenir l'an-
née prochaine achever une guérison qui n'est qu'ébau-
chée.

Nous avons pu, grâce à l'obligeance du Dr J.-B. Ramond, avoir des nouvelles récentes de Madame E....
L'amélioration obtenue s'est maintenue, et Madame E...,

qui habite une grande ville de province, peut aller dans le monde, ce qu'elle n'avait pu faire l'hiver précédent.

Obs. II. — Alfred D..., 15 ans et demi. Ce jeune homme a beaucoup grandi depuis quelques mois, il a les cheveux noirs, le teint très-pâle, les lèvres décolorées. Le père est mort, à l'âge de 37 ans, d'une bronchite, qui d'après des renseignements que nous fournit l'oncle de ce jeune homme a duré plusieurs années.

Depuis quelque temps, Alfred D..., qui a beaucoup pâli, est devenu très-faible ; c'est à peine s'il peut marcher pendant une demi-heure sans être couvert de sueur ; il a de très-fréquents maux de tête, et presque chaque nuit des pollutions nocturnes, nullement provoquées, à ce qu'il nous affirme, à plusieurs reprises.

L'auscultation de la poitrine ne nous révèle aucun bruit morbide du côté des organes de la respiration ; pour ce qui est du cœur, les battements en sont très-violents et un peu précipités, mais il n'y a aucun bruit anormal aux orifices, ni sur le trajet des vaisseaux ; notre prescription est :

3 août. Eau de Saint-Mart, bains de trois quarts d'heure dans la grande piscine, où le malade pourra se livrer à l'exercice de la natation, nourriture substantielle et promenades dans la montagne, en ayant soin d'éviter la fatigue ; de plus nous recommandons de faire lever le malade dès son réveil.

Le 8. Sur le désir qu'en a exprimé le malade, nous ajoutons au traitement un peu de gymnase après le bain.

Le 12. Les pollutions nocturnes cessent de se reproduire.

Le 16. Le malade accuse un peu de diarrhée ; nous suspendons l'eau en boisson sans toutefois interrompre les bains. La diarrhée cesse dès le lendemain, et le malade reprend le 19 son traitement, qu'il continue sans interruption jusqu'au 1er septembre, époque à laquelle il quitte la station.

Au moment du départ l'état général est bon, les muqueuses sont revenues à leur couleur normale, le malade peut maintenant faire des promenades de deux et même trois heures à pied, sans en éprouver de fatigue, de plus les pollutions nocturnes ont complètement disparu ; nous recommandons à M. Alfred l'usage de l'eau de Royat Saint-Victor à domicile, une bonne nourriture et des promenades fréquentes à la campagne, ce qui lui sera facile, vu qu'il habite une petite ville de province.

Obs. III. Antoinette M..., 29 ans, mariée depuis deux ans, sans enfants ; teint brun très-pâle, lèvres décolorées, cheveux et sourcils noirs ; cils très-longs.

Cette femme qui habite la campagne et dont le mari est ouvrier, a commencé à perdre ses forces au moment de son mariage, et depuis elle a toujours été en s'affaiblissant, sans cependant avoir fait aucune maladie. Elle est aujourd'hui très-faible, n'a pas d'appétit, et a surtout le moral très-frappé ; elle n'est pas sensiblement amaigrie.

Les règles qui autrefois se montraient régulièrement tous les mois, apparaissent maintenant tous les vingt à vingt-deux jours, sont très-abondantes et douloureuses, ce qui n'avait pas lieu autrefois. La malade se plaint aussi de pertes blanches très-abondantes.

Le toucher provoque un peu de douleur dans le cul-de-sac gauche, le col est un peu allongé, l'utérus mobile.

L'examen au spéculum nous montre un col très-allongé, rouge, mais sans érosions ; le vagin est lui-même un peu rouge, l'écoulement leucorrhéique très-abondant.

La percussion de la poitrine donne une sonorité normale, l'auscultation ne révèle aucun bruit morbide, il y a seulement un peu de faiblesse du murmure respiratoire.

Cœur. Rien à la pointe, à la base souffle doux et prolongé accompagnant le premier bruit du cœur ; l'auscultation des carotides donne un bruit de diable très-caractérisé.

Au point de vue des antécédents : les parents sont vivants et en bonne santé ; nous ne trouvons non plus aucune trace de maladie vénérienne.

Prescription. — 27 juillet. Bain d'une demi-heure. 2 verres d'eau de Saint-Mart.

Le 31. 4 verres d'eau de Saint-Mart. Bains.

3 août. 4 verres d'eau de la Grande Source. Bains et injections dans le bain.

Le 5. De la diarrhée étant survenue, nous suspendons l'eau en boisson.

Le traitement complet est repris le 8 ; il se compose d'eau de la Grande Source, bains de trois-quarts d'heure, injections ; la diarrhée ne se reproduit plus, mais le 9, apparaissent les règles après une suspension de dix-huit jours seulement ; nous suspendons tout traitement jusqu'au 13, époque à laquelle les règles ayant cessé, le traitement est repris comme précédemment et continué sans interruption jusqu'au 19, époque à laquelle la malade quitte la station.

Au moment du départ l'état général est un peu meilleur, les lèvres sont plus roses, le teint plus animé ; les forces sont un peu revenues et la marche est mieux supportée par la malade. Nous lui conseillons comme traitement à domicile une nourriture substantielle, de boire à ses repas du vin coupé d'eau ferrugineuse de *Courpière*, source située à 2 kilomètres de chez elle et de continuer les injections astringentes.

Des trois malades qui sont l'objet des observations que nous venons de vous lire, deux ont retiré de l'usage des eaux de Royat des bienfaits immédiats, quoique l'anémie fut provoquée par des causes bien différentes. Chez Madame E.... (obs. I), l'état dyspeptique de l'estomac était surtout la cause efficiente, aussi la guérison a-t-elle été rapide, malgré que le traitement n'ait pas toujours été suivi d'une manière très-rigoureuse.

Chez le jeune Alfred D.... (obs. II), nous avions affaire à une faiblesse générale causée par le développement exagéré du squelette ; peut-être aussi des antécédents de famille mauvais pourraient-ils être invoqués.

Pour ce qui est de la malade qui fait le sujet de l'observation III, les résultats obtenus n'ont pas été aussi satisfaisants ; il est vrai que l'anémie était bien plus profonde, qu'elle était le résultat d'une alimentation insuffisante, qu'elle était entretenue par une leucorrhée abondante, et peut-être aussi par des chagrins domestiques.

Il résulte donc, Messieurs, que les malades atteints d'*anémie* obtiennent à Royat une guérison rapide ou tout au moins une grande amélioration que ne donnent pas les préparations martiales prises à domicile. Que les bons effets du traitement soient dus, comme on l'a avancé, à l'air pur des montagnes, au changement de régime, etc. Nous sommes bien loin de nier que ces éléments n'entrent pour quelque chose dans les guérisons obtenues, mais nous croyons que l'usage de l'eau à la source, alors qu'elle tient encore tous ses sels et tous ses gaz en dissolution, joint aux pratiques balnéaires en usage dans la station, y entrent pour la plus grande part.

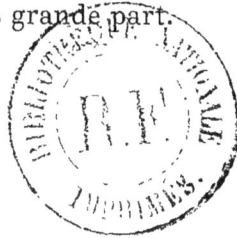

Les maladies les plus spécialement traitées à Royat, sont :

L'anémie, l'asthme, le diabète sucré, spécialement chez les sujets anémiés par la maladie ou autrement ;

La goutte et la gravelle urique ;

Les affections sous la dépendance du lymphatisme et de la scrofule ;

Les maladies des femmes. (L'établissement est spécialement aménagé pour le traitement de ces maladies.)

Les maladies des organes génito-urinaires de l'homme ;

Les maladies du foie ;

Les maladies de peau, surtout l'eczéma arthritique ;

Les maladies de poitrine, phthisie, bronchite chronique, asthme humide ;

Les rhumatismes douleurs, etc.

A. Parent, imprimeur de la Faculté de Médecine, rue M.-le-Prince, 31.

www.ingramcontent.com/pod-product-compliance
Lightning Source LLC
Chambersburg PA
CBHW050447210326
41520CB00019B/6104